Kosiwa Ahonsou Dembele

Cronobiologia e equilíbrio glicêmico em diabéticos tipo 1

Kosiwa Ahonsou Dembele

Cronobiologia e equilíbrio glicêmico em diabéticos tipo 1

ScienciaScripts

Imprint

Any brand names and product names mentioned in this book are subject to trademark, brand or patent protection and are trademarks or registered trademarks of their respective holders. The use of brand names, product names, common names, trade names, product descriptions etc. even without a particular marking in this work is in no way to be construed to mean that such names may be regarded as unrestricted in respect of trademark and brand protection legislation and could thus be used by anyone.

Cover image: www.ingimage.com

This book is a translation from the original published under ISBN 978-620-6-72072-0.

Publisher:
Sciencia Scripts
is a trademark of
Dodo Books Indian Ocean Ltd. and OmniScriptum S.R.L publishing group

120 High Road, East Finchley, London, N2 9ED, United Kingdom
Str. Armeneasca 28/1, office 1, Chisinau MD-2012, Republic of Moldova, Europe
Printed at: see last page
ISBN: 978-620-8-24237-4

Copyright © Kosiwa Ahonsou Dembele
Copyright © 2024 Dodo Books Indian Ocean Ltd. and OmniScriptum S.R.L publishing group

DEDICAÇÃO

Ao meu pai e à minha mãe,

Sois pais determinados

AGRADECIMENTOS

Damos graças ao Senhor Jesus Cristo pela sua fidelidade e apoio inabalável.

Os nossos sinceros agradecimentos a:

- Senhor DEMBELE Fangoura: a sua presença na minha vida ajudou-me muito a realizar este trabalho;

- Minhas irmãs e meus irmãos, pelos vossos conselhos e orações;

- Os meus supervisores Dr. Demba DIEDHOU e Dr. Joseph NDONG por me terem dado o seu precioso tempo e apoio ao longo desta tese;

- Ao Diretor do Centro Marc Sankalé, Professor Saïd Norou Diop, por me ter permitido realizar este trabalho nas melhores condições possíveis;

- Todo o pessoal do Centro Marc Sankalé, nomeadamente Faly SAMB e Binetou KEITA NDOYE;

- Todos os doentes diabéticos de tipo 1 que aceitaram participar neste estudo;

- Todos os professores do curso de Bioinformática, especialmente o Dr. Mouhamadou DIALLO, a quem gostaria de agradecer calorosamente por todo o seu apoio;

- Toda a família do Groupe Biblique Universitaire de Dakar (G.B.U.D.), especialmente o casal BADIANE;

- Às famílias COLE, GONDAMA e YAO pelos seus conselhos;

- Aos meus irmãos e irmãs em Cristo: Aimé MESSAN, David DUMENYA, Clémentine TITO e Patrick OUEDRAOGO.

RESUMO

A cronobiologia é a ciência que estuda os ritmos biológicos. Está constantemente a expandir as suas áreas de aplicação no domínio médico, apesar de ainda não estar totalmente integrada na prática quotidiana. O objetivo do nosso estudo foi comparar os resultados em termos de controlo glicémico entre o controlo empírico e o controlo cronobiológico nos diabéticos de tipo 1 do Centro Marc Sankalé (Dakar).

Foi realizado um estudo prospetivo e transversal durante um período de 6 meses. Incluiu doentes diabéticos de tipo 1 que estavam a ser acompanhados e instruídos sobre insulinoterapia. Foi utilizado um formulário de inquérito para avaliar os valores de glicemia capilar, os tempos de controlo e a dose de insulina injectada. Numa primeira fase, o doente registava os seus valores diários de glicemia capilar em jejum, nos seus horários habituais de controlo da glicemia, ao longo de um mês. O mesmo teste foi depois efectuado segundo um ritmo cronobiológico, ou seja, entre as 8 e as 10 horas da manhã (intervalo de tempo em que ocorre a acrofase do ritmo glicémico). O nível de HbA1c do doente foi registado no final de cada fase do estudo. Os dados recolhidos foram introduzidos e analisados no programa Stata SE versão 10 para verificar se existia uma diferença significativa entre os níveis de glicemia de acordo com os dois métodos de controlo. O teste foi considerado significativo quando o valor de $p < 5\%$. A significância do teste influenciou os parâmetros da solução computorizada de ajuste da dose de insulina a conceber.

Foram incluídos nove (9) doentes com uma idade média de 27,2 anos. Os níveis médios de glicose no sangue e de hemoglobina glicosilada foram de 1,71 g/l e 8,7%, respetivamente, no grupo de controlo convencional. No controlo cronobiológico, os níveis médios de glicemia e de HbA1c foram de 1,72 g/l e 9%, respetivamente. Não houve diferença significativa entre os níveis de glicemia medidos de acordo com o relógio biológico e os medidos de acordo com o relógio habitual do doente (p-value>5%).

Os nossos resultados revelam uma falta de provas suficientes para sugerir que os doentes diabéticos de tipo 1 devem efetuar e interpretar os seus controlos de glicemia de acordo com o modelo dinâmico proposto pela cronobiologia. Para tal, será necessário um estudo comparativo mais alargado.

Palavras chave : Cronobiologia - Glicémia - Níveis de HbA1c

I. INTRODUÇÃO

A diabetes é uma doença caracterizada por uma hiperglicemia crónica resultante de uma deficiência na produção de insulina, de uma resistência à ação da insulina ou de uma combinação das duas. A hiperglicemia não tratada resulta em múltiplas complicações que afectam todo o organismo.

Existem dois tipos principais de diabetes: tipo 1 e tipo 2. A diabetes de tipo 1 manifesta-se mais frequentemente antes da idade adulta. É mais frequente entre os 11 e os 14 anos de idade. Caracteriza-se por uma ausência total de produção de insulina. As pessoas com diabetes de tipo 1 dependem de injecções diárias de insulina para viver. A diabetes tipo 2 manifesta-se muito mais tarde na vida, geralmente por volta dos 40 anos. No entanto, atualmente, observa-se cada vez mais em pessoas mais jovens. A diabetes tipo 2 resulta de uma combinação de uma secreção deficiente de insulina e de uma insensibilidade dos tecidos à insulina, conhecida como resistência à insulina. [1]A diabetes tipo 2, a forma mais comum de diabetes, é responsável por mais de 85% dos casos.

A incidência da diabetes em todo o mundo, e particularmente na África Subsariana, está a aumentar a um ritmo alarmante. Esta situação está a contribuir significativamente para o aumento dos custos de saúde pública e mesmo para a perda de vidas devido à diabetes.

O número de casos de diabetes passou de 30 milhões em 1985 para 135 milhões em 1995. [2]Este número aumentou de 177 milhões em 2000 para 234 milhões em 2003 . Em 2012, o número de diabéticos no mundo foi estimado em 371 milhões, de acordo com

---

[1] Gabinete Regional da OMS para África, Relatório do Diretor Regional, Prevenção e controlo da diabetes: uma estratégia para a Região Africana da OMS, 2007

[2] *Atlas Mundial 2003*, página 8/58.

a Federação Internacional de Diabetes (IDF). [3]De acordo com as últimas estimativas, a Organização Mundial de Saúde (OMS) sugere que 552 milhões de pessoas em todo o mundo terão diabetes até 2030 . Na África Subsariana, registaram-se 12,1 milhões de casos de diabetes em 2010. [4]Se as tendências actuais se mantiverem, o número de casos de diabetes na África Subsariana atingirá 23,9 milhões em 2030 , um aumento de 98%.

Em África, tal como outras doenças não transmissíveis, a diabetes recebe muito pouca atenção, apesar das suas repercussões sociais, humanas e económicas. [5]Poucos países dispõem de programas nacionais adequados e de estruturas de base para combater esta doença.

Neste contexto de crescimento maciço da prevalência da diabetes, as estruturas de tratamento da diabetes, como o Centro Marc Sankalé, uma estrutura de referência no Senegal, trabalham constantemente para envolver todas as partes interessadas (pessoal de saúde, assistentes sociais para a educação terapêutica, Estado, doadores, etc.) para melhor combater este flagelo.

[6]No entanto, *se não procurarmos no sítio certo, não encontraremos o que procuramos"*, afirma o Dr. Jean-Michel Crabbé . De facto, a medicina moderna não está a conseguir combater a epidemia mundial de diabetes porque procura na biologia ou na genética as respostas para os problemas do estilo de vida. Nunca devemos esquecer que são os ritmos biológicos que caracterizam a vida. *"Ignorar os ritmos em biologia, e*

---

[3] Federação Internacional de Diabetes, Plano Global para a Diabetes 2011-2021, [em linha], www.idf.org/sites/default/files/attachments/GDP_FR.pdf, consultado em 12/02/14.

[4] Observatoire Africain de la Sante, luta contra a diabetes mellitus, [em linha], www.aho.afro.who.int/profiles_information/index.php/...Diabetes.../fr, consultado em 12/02/14.

[5] Gabinete Regional da OMS para África, op. cit. , p. 1.

[6] Jean-Michel Crabbé. SOS Diabète, [em linha], www.sitemed.fr/diabète, consultado em 03/03/13.

particularmente em medicina, pode ser comparado a não lavar as mãos antes de uma cirurgia: o paciente paga o preço. "Franz Halberg[7]

A cronobiologia, que existe desde o século XVI, demonstrou a existência de ritmos fisiológicos endógenos e as patologias que podem ser causadas pela perturbação desses ritmos. Evidentemente, nem todas as patologias humanas podem ser estudadas sob este ângulo. Mas esta abordagem pode enriquecer a nossa perceção e compreensão de doenças como a diabetes. Por exemplo, o conhecimento dos ritmos ultradianos dos diabéticos permite uma análise dinâmica dos níveis de açúcar no sangue dos pacientes e permite um grau de antecipação terapêutica que é benéfico para a gestão destes pacientes.

Dado o funcionamento rítmico dos órgãos, é interessante estudar as suas reacções à administração de um medicamento. No tratamento dos diabéticos de tipo 1, que papel desempenha o fator tempo no controlo da glicemia? Existe alguma diferença entre os resultados dos controlos da glicemia efectuados de acordo com os horários habituais dos doentes e os resultados dos controlos da glicemia efectuados de acordo com o relógio biológico? A monitorização cronobiológica tem alguma vantagem em termos de controlo glicémico dos doentes? Que solução informática podemos oferecer aos diabéticos de tipo 1 para os ajudar a ajustar melhor a dose de insulina?

---

[7] Halberg, Franz. Resolução de alguns puzzles cronobiológicos de aplicação geral. *Bulletin du groupe d'étude des rythmes biologiques*, 1989, n° 1, p. 36 à 52.

II.   ANTECEDENTES E JUSTIFICAÇÃO DO ESTUDO

A diabetes é agora apresentada como uma doença multifatorial, combinando factores ambientais, factores genéticos predisponentes e uma resposta imunitária. [8]Em 2006, a OMS definiu a diabetes tipo 1 como uma doença caracterizada por uma secreção insuficiente de insulina, rapidamente fatal sem a administração diária de insulina.

De facto, a morte progressiva das células β dos ilhéus de Langerhans é responsável pela deficiência de insulina e pela perda do equilíbrio homeostático da glicemia. Grimaldi pôde assim afirmar que *a diabetes de tipo 1 se deve à destruição autoimune das células β produtoras de insulina.* [9]*Este processo ocorre num contexto genético favorável, na sequência de factores ambientais.*

Desde os anos 20, o tratamento de substituição com doses diárias de insulina tem permitido aos diabéticos levar uma vida quase normal. Hoje em dia, os medidores portáteis de glicemia e as insulinas biogenéticas, como as análogas, estão a melhorar significativamente estes tratamentos, e estão atualmente a ser avaliados ou comercializados novos métodos.

Este modelo terapêutico demonstrou amplamente a sua utilidade, pois há mais de oitenta (80) anos que salva os diabéticos de uma morte certa e lhes permite viver quase normalmente. Pode também ser utilizado para tratar o coma diabético e outras complicações da diabetes.

Numerosos argumentos, nomeadamente os dos cronobiologistas, provam que esta definição de diabetes tipo 1, herdada do século XIX, continua a ser muito inadequada e

---

[8] OMS. Diabetes: Ficha informativa n.º 312, setembro de 2006.

[6] Grimaldi A. Diabétologie. Questões internacionais 1999 - 2000. Faculdade de Medicina Pierre e Marie Curie. Universidade de Paris VI.

deve ser abandonada. No entanto, esta teoria clássica, baseada no princípio da homeostase glicémica, é a que é ensinada e se encontra em todos os manuais de endocrinologia.

[10]Segundo Claude Bernard e os seus alunos, o ambiente dos organismos é constante (homeostase) e qualquer alteração ou perturbação será corrigida por uma reação contrária (feedback), permitindo que o organismo regresse ao nível anterior. Assim, surgiu a noção de "constante biológica": os níveis de glicose, colesterol, hormonas, enzimas e glóbulos vermelhos seriam constantes. Qualquer variação dos seus níveis seria devida ao stress, a uma alimentação ou a um estado patológico: uma reação contrária do organismo deveria, em princípio, fazê-lo regressar ao nível anterior à "perturbação".

Os trabalhos de Reinberg, a partir de 1970, mostram que não é esse o caso! Todas estas "constantes biológicas" variam em função de ciclos. A amplitude destes ciclos pode estender-se por uma fração de segundo, um dia, um ano ou uma vida inteira. Por conseguinte, é mais correto falar de "variáveis fisiológicas" do que de constantes biológicas. Consoante a hora do dia ou a idade, os resultados das análises sanguíneas ou biológicas podem tornar-se incomparáveis. É por isso que, para poder interpretar corretamente estes testes, estes devem ser realizados sempre à mesma hora.

A cronobiologia refere-se às secreções enzimáticas e hormonais do organismo humano, cujas variações ou aparências são inevitavelmente reguladas por estímulos horários de atividade, luz ou noite ou sono, frio ou calor, fome ou saciedade.

Os cientistas conseguiram identificar alguns estímulos fundamentais no ser humano: o nascer e o pôr do sol, a fadiga, a sede, a fome e, mais recentemente, os estímulos ligados ao início ou ao fim da atividade dos diferentes órgãos digestivos. Os mecanismos que regem a homeostasia estão longe de ser os únicos envolvidos no equilíbrio metabólico. Todos os organismos vivos, por mais complexos que sejam, possuem ritmos biológicos.

---

[10] Famoso fisiologista francês do século XIX

Os ritmos internos que movem as espécies animais e vegetais são conhecidos e estudados desde a Antiguidade. Segundo o Dr. Jean-Michel Crabbé, *os antigos aperceberam-se das diferenças entre as espécies nocturnas e diurnas.* [11]*Estudaram os ciclos de reprodução, atividade e repouso, migração e hibernação de muitas espécies animais.* A cronobiologia nasceu desta preocupação de melhorar as melhores condições dos organismos vivos no seu biótopo, primeiro pelos botânicos e depois pelos zoólogos.

É, portanto, a ciência da organização rítmica dos seres vivos. Recentemente, registou progressos consideráveis ao alargar a sua aplicação ao domínio médico. [12]A cronobiologia *diz respeito a todas as disciplinas fundamentais, como a biologia celular e a fisiologia, bem como às diferentes especialidades médicas.*

A cronobiologia estuda os ritmos do corpo, tendo em conta o tempo no funcionamento fisiológico do organismo. No domínio da medicina, a cronobiologia abrange um vasto campo, cujas implicações clínicas começam a permear práticas como *a realização de ensaios biológicos, nomeadamente hormonais, a uma hora precisa do dia para garantir resultados fiáveis.* [13]*Com efeito, as flutuações podem por vezes variar 200% consoante a hora do dia*, observa Eric Marsaudon.

Em diabetologia, a cronobiologia permite uma melhor compreensão das flutuações dos níveis de açúcar no sangue que afectam o equilíbrio dos doentes, fornecendo uma visão dinâmica da fisiologia e das patologias humanas.

---

[11] Jean Michel Crabbé, De la biologie à la chronobiologie, [em linha], www.sitemed.fr, consultado em 30/08/12.

[12] Jean-Michel Crabbé, Médecine et chronobiologie, I. les origines de la chronobiologie. L'échec de la médecine occidentale: l'idéologie médicale en question, *Ellébore* ,2003 :167-170.

[13] Eric Marsaudon, La chronobiologie, une conception dynamique du fonctionnement corporel, *Presses de Sciences Po | Les Tribunes de la santé* 2006/4 - no 13; 39-44 ISSN 1765-8888.

[14][15]Foram efectuados estudos cronobiológicos para determinar a ritmicidade da secreção de insulina: oscilações rápidas e lentas, bem como oscilações glicémicas. Isto permitiu estudar a disfunção endógena da secreção de insulina nos doentes com diabetes de tipo 2 e a sensibilidade dos receptores periféricos. [16]Mas também avaliar o papel das hormonas contra-reguladoras nos diabéticos de tipo 1. [17]Estes aspectos fisiopatológicos da diabetes de tipo 1 levaram G.B. Bolli a considerar uma forma farmacocinética diferente de insulina para um melhor controlo da hiperglicemia matinal.

Embora seja verdade que a noção de homeostase parece estar firmemente ancorada nos procedimentos médicos, o mundo da medicina está surpreendentemente aberto à interpretação dinâmica dos dados biológicos. [18]Com efeito, foi demonstrado que *a tomada em consideração do tempo no acompanhamento dos doentes era já uma noção intuitivamente percebida pelos diabetologistas, que desde há muito observam flutuações inexplicáveis dos níveis de glicose no sangue dos seus doentes, quer numa base semanal, mensal ou anual.*

[19]Os cronobiólogos tiveram o mérito de conceber modelos matemáticos como o modelo "cosinor" e outros derivados da análise espetral para a leitura dos ritmos das diferentes funções corporais.

---

[14] Simon C. Brandenberger G., La pulsabilité de l'insulinosécrétion, *Rev Prat*(Paris) 1994; 44, 6: 791-94.

[15] Middeke M. Schrader J., Nocturmi blood pressure in normotensive subjects and those with white cont. primary and secondary hypertension, *BMJ* 1994; 308:630-632.

[16] Jean Michel Crabbé, De la biologie à la chronobiologie, op. cit. , p. 13.

[17] Bolli G.B., Circadian rhythms of insulin sensitivity and its role in the treatment of diabetes mellitus. In Biological cloks. Mechanisms and applications. Amesterdão *Elsevier Science* 1998: 405-409

[18] Eric Marsaudon, Cronobiologia e diabetes. *Rev La semaine des Hôpitaux de Paris* ,1998 ; 74 : 1148-1154.

[19] Nelson W, Tong YL, Lee J-K, Halberg F. Métodos para a cosinorritmometria. Chronobiologia, 1979;6:305-23.

Utilizámos a ritmicidade do pâncreas, em particular as oscilações glicémicas, como base para um estudo comparativo dos resultados do controlo glicémico convencional e do controlo glicémico cronobiológico em nove (09) doentes diabéticos tipo 1. O estudo comparativo foi igualmente realizado com base nos resultados dos ensaios de hemoglobina glicosilada (HbA1c) dos pacientes no final de cada método de controlo para avaliar o seu controlo glicémico.

[20]Isto deve-se ao facto de, independentemente da ingestão de alimentos, os níveis de glicose no sangue seguirem um ritmo circadiano, com a acrofase a ocorrer por volta das 10 horas da manhã e a batifase por volta das 16 horas. A hora dos controlos da glicemia é, portanto, crucial para a interpretação.

A noção de ritmicidade biológica ou cronobiologia parece ser ignorada nos círculos médicos africanos. Por isso, é importante efetuar um estudo comparativo do momento da monitorização da glicemia. Isto porque a monitorização da glucose no sangue tem uma grande influência no ajuste da dose de insulina nos diabéticos de tipo 1.

O tratamento da diabetes tipo 1 deve permitir que os jovens diabéticos tenham uma vida tão competitiva como a dos não diabéticos. *[21]Desde o início dos anos 80, a auto-monitorização dos níveis de glicose no sangue foi introduzida no tratamento dos*

Ver também:

Bourdon L, Buguet A, Cucherat M, Radomski MW. Utilização de um programa de folha de cálculo para a análise circadiana de dados biológicos/fisiológicos. Aviat Space Environ Med, 1995; 66: 787-91.

Sokolove PG, Bushell WN. The chi square periodogram: its utility for analysis of circadian rhythms. *J Theor Biol*, 1978; 8: 131-60.

[20] Jean-Michel Crabbé, Médecine et chronobiologie, op. cit. , p. 7.

[21] S. Halimi. The benefits of self-monitoring of blood glucose in the management of insulin-dependent (IDDM) and non-insulin-dependent (NIDDM) diabetics. *Diabetes & Metabolism* 1998, 24, 35-41.

diabéticos insulino-dependentes. [22]*A possibilidade de os doentes efectuarem os seus próprios testes de glicemia capilar é um dos principais avanços técnicos na diabetes insulino-dependente.* O autocontrolo dos níveis de glicose no sangue é, por conseguinte, uma parte essencial da gestão da diabetes.

Para uma melhor monitorização, os doentes devem registar os resultados das suas análises de sangue e/ou urina num diário, que deve ser apresentado ao pessoal de enfermagem para avaliação. Estes resultados serão úteis para ajustar a dieta e a dose de insulina, bem como para estabelecer novos objectivos de tratamento.

Os pacientes submetidos à insulinoterapia no Centro Marc Sankalé estão habituados a registar o seu controlo glicémico e as suas cetonas num caderno de trinta e duas (32) páginas. Com a ajuda do pessoal de enfermagem, podem ajustar facilmente a dose de insulina que injectam todos os dias.

Utilizando o software STATA para testes de comparação, este estudo tem como objetivo :

- Verificar se existe uma diferença significativa entre os resultados de um teste convencional e os da monitorização cronobiológica da glicemia.

- Apreciar a contribuição da informática para a resolução científica de problemas biológicos. Um algoritmo implementado em linguagem Java será proposto aos diabéticos de tipo 1 para os ajudar a adaptar melhor a sua dose de insulina.

Por conseguinte, o tema será abordado numa perspetiva estatística e informática.

---

[22] Tattersall R. Homme glucose monitoring. *Diabetologia,* 1979, 16 : 71-74

III.   MATERIAIS E METODOS

1. ÂMBITO E TIPO DE ESTUDO

Trata-se de um estudo prospetivo e descritivo realizado de 1 de janeiro a 12 de junho de 2013. O estudo foi efectuado na Clínica Médica II do Hospital Abass Ndao em Dakar. Este compreende 2 departamentos: o Centro de Diabetes Marc Sankalé e o Serviço de Medicina Interna.

O Centro de Diabetes Marc Sankalé é o centro de referência nacional para o tratamento das doenças endócrinas e metabólicas. Estes cuidados são prestados sob a forma de consultas externas por marcação e de consultas de urgência, nomeadamente para as complicações agudas da diabetes e as lesões do pé diabético. O centro dispõe de uma sala de podologia especialmente equipada para o acompanhamento e a prevenção dos pés de risco, bem como de um serviço de educação terapêutica.

Os doentes são admitidos no serviço de medicina interna gerido pela mesma equipa médica. Este serviço trata de todas as patologias que requerem tratamento em medicina interna, mas os diabéticos predominam. O serviço, com 36 camas, está dividido em duas alas, A e B, para homens e mulheres, respetivamente.

A Clínica Médica II do Centro Hospitalar Abass Ndao é um serviço hospitalar universitário com pessoal médico e paramédico. Está sob a responsabilidade de um professor responsável pelo departamento, assistido por dois professores associados e dois assistentes. Para além da prestação de cuidados, este pessoal está envolvido no ensino universitário e na investigação. O resto do pessoal é composto por sete (7) estagiários e, evidentemente, pelo pessoal paramédico de vinte e sete (27) enfermeiros, incluindo dois supervisores de enfermaria.

Dois assistentes sociais são responsáveis pela educação terapêutica dos pacientes. As discussões assumem a forma de um debate, precedido de uma apresentação sobre os aspectos terapêuticos e preventivos da diabetes.

2. População do estudo

A população do estudo era constituída por doentes com diabetes de tipo 1, independentemente da idade ou do sexo, conhecidos e seguidos no Centro Marc Sankalé.

3. Amostragem e criterios de inclusão

Consistiu em selecionar, por amostragem aleatória simples, uma amostra de doentes de entre os diabéticos tipo 1 que preenchiam os critérios de inclusão e que aceitaram participar no estudo após terem dado o seu consentimento livre e esclarecido. O nosso estudo incluiu doentes diabéticos de tipo 1 que já nos eram conhecidos e que tinham sido informados sobre os vários aspectos do controlo da diabetes mellitus. Os doentes deveriam ter um conhecimento mínimo da diabetes e das práticas de autocontrolo. Além disso, deveriam ter o seguinte perfil

- Possuir e operar um aparelho Accu-Chek ACTIVE;

- A ser objeto de um acompanhamento regular pelo Centro Marc Sankalé;

- Estar "fisicamente" de boa saúde.

Os doentes que não preenchiam os critérios acima referidos e os que não consentiram em participar no inquérito não foram incluídos.

4. Procedimento de recolha de dados

Durante um período total de sessenta (60) dias, cada doente teve de efetuar testes de glicemia capilar em jejum todas as manhãs. Foram também efectuadas medições mensais da hemoglobina glicada. [23]Estes resultados foram registados num formulário de inquérito fornecido pelo investigador. Os dados recolhidos neste formulário incluíam a idade e o sexo do doente, a data e a hora do teste de glicemia, os valores da glicemia capilar matinal, a dose de insulina injetada e os resultados mensais da HbA1c.

---

[23] Ver apêndice

Na primeira fase, foi pedido aos pacientes diabéticos que preenchessem formulários de inquérito de acordo com os seus horários habituais de controlo da glicemia ao longo de um mês. Foi-lhes pedido que indicassem as horas em que controlavam a glicemia, os resultados da glicemia matinal em jejum e as doses de insulina injectadas. No final do período de estudo, mediram a hemoglobina glicosilada. É a chamada técnica clássica de controlo.

Numa segunda fase, os mesmos diabéticos voltaram a participar no estudo durante um mês. Desta vez, foi-lhes dado um intervalo de hora a hora para verificarem os seus níveis de açúcar no sangue. A acrofase do ritmo glicémico ocorria entre as 8 e as 10 horas da manhã, pelo que estes diabéticos tinham de controlar a glicemia neste intervalo de tempo. Os resultados das medições da hemoglobina glicada foram novamente registados no final desta segunda fase do estudo. Esta técnica é conhecida como monitorização cronobiológica.

5. MÉTODO DE MEDIÇÃO DA GLUCOSE NO SANGUE CAPILAR

O aparelho Accu-Chek Active foi concebido para a determinação quantitativa da glucose no sangue utilizando sangue capilar fresco e tiras-teste.

O dispositivo Accu-Chek Active utiliza um método eletroquímico: o sangue na tira-teste entra em contacto com uma enzima (glucose oxidase) e a reação química produz oxidação, com produção de electrões e, consequentemente, uma corrente eléctrica, que é detectada pelo dispositivo e proporcional à quantidade de glucose. Para medir os níveis de glucose no sangue, proceda da seguinte forma:

- Lavar ou desinfetar as mãos e secar.

- Colocar a tira-teste no aparelho.

- picar o dedo com uma picadora de dedos para obter uma gota de sangue

- Aplicar a gota na tira.

O resultado é apresentado no ecrã do aparelho em poucos segundos, expresso em mg/dl. A lanceta e a tira são eliminadas de acordo com as instruções em vigor.

As figuras 1 e 2 mostram uma ilustração representativa de um dispositivo Accu-Chek Active de controlo da glicemia.

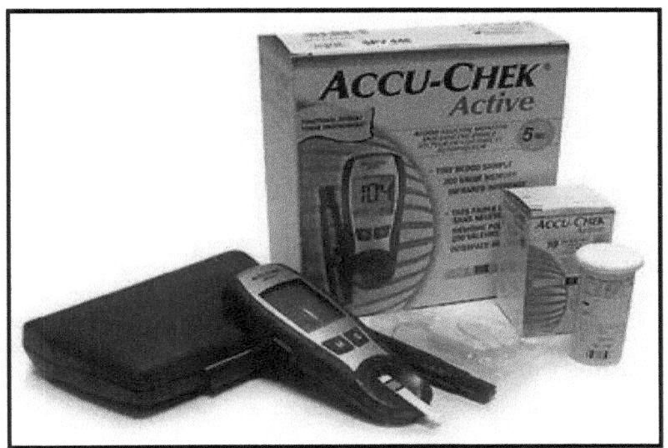

Figura 1 Medidor de glucose no sangue com ponta e tira-teste

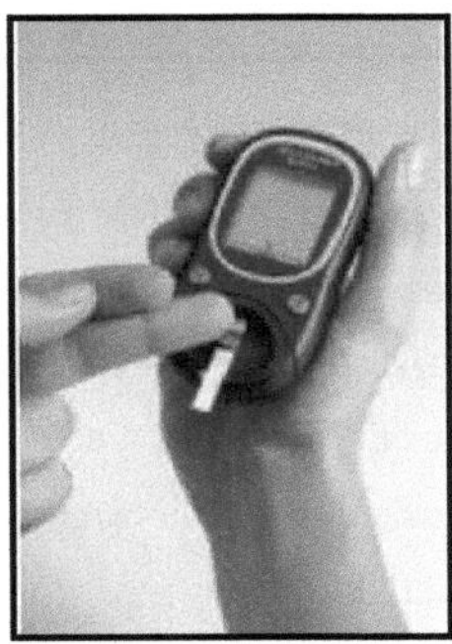

Figura 2 Medidor de glucose no sangue para medição da glucose no sangue

6. METODO DE MEDIÇÃO DA HEMOGLOBINA GLICADA

É medida através da medição de um componente específico dos glóbulos vermelhos, as moléculas de hemoglobina A1c. Através de um processo de glicação não enzimático, a glucose liga-se às moléculas de hemoglobina A1c quando estas circulam na corrente sanguínea. A cromatografia líquida de alta resolução (HPLC) é utilizada para medir a HbA1c. A figura 3 mostra uma máquina para medir a hemoglobina glicada.

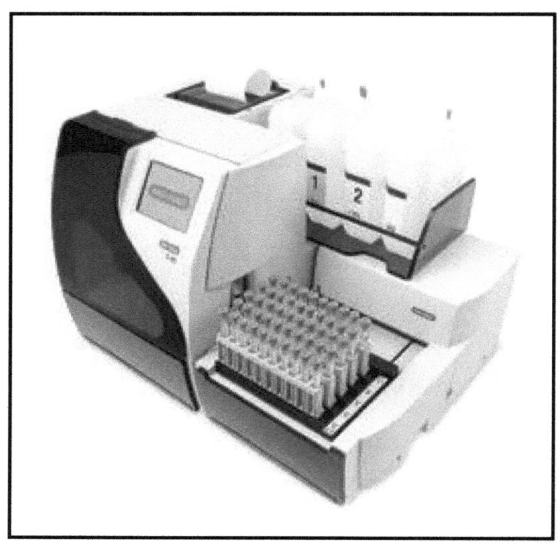

<u>Figura 3</u>[TM] **Analisador de hemoglobina D-10 Carregador de prateleiras**

O analisador de hemoglobina D-10™ da Bio-Rad Laboratories é composto por dois (2) módulos: um módulo cromatográfico e um módulo de processamento de amostras. O teste D-10™ HbA1c é um método totalmente automatizado que fornece resultados do ensaio de HbA1c em 3 minutos. A amostragem primária do tubo elimina os passos de preparação da amostra, aliviando a carga de trabalho do utilizador. O D-10™ fornece resultados precisos e fiáveis.

[24]A amostra a analisar é empurrada por um líquido (designado por fase móvel) para uma coluna cheia de uma fase estacionária de grão fino. O caudal da fase móvel é elevado, o que aumenta a pressão no sistema. Este caudal elevado reduz o tempo necessário para separar os componentes ao longo da fase estacionária. A granulometria fina da fase estacionária permite uma melhor separação dos componentes. Para o mesmo

---

[24] Os "grãos" são de tamanho muito pequeno

volume de fase estacionária, a superfície de troca aumenta se os "grãos" que a constituem tiverem um diâmetro mais pequeno. [25][26]Os picos obtidos são mais estreitos, pelo que a resolução é melhorada e o limiar de deteção é também mais baixo. A combinação destes atributos - velocidade e alta resolução - dá origem ao termo "alto desempenho".

[TM]Para cada amostra analisada, o D-10 imprime um relatório com as seguintes informações: tipo de amostra (calibrante, controlo, doente), identificação do doente, identificação da injeção (número de série, número do suporte, posição da amostra no suporte), áreas e tempos de retenção dos vários picos identificados, nível de HbA1c e cromatograma. Para o sangue normal, são identificadas e quantificadas seis fracções: HbA1a, HbA1b, HbF, HbA1c lábil identificada como "LA1c" no relatório, HbA1c, HbAo (por ordem de eluição). [27]A área do pico de HbA1c é calculada utilizando um algoritmo de função exponencial gaussiana modificada que subtrai a HbA1c lábil e a Hb carbamilada (eluída no pico "LA1c"). O pico transformado pelo algoritmo é sombreado no cromatograma (fig.4).

---

[25] Os picos estão bem separados, pelo que é fácil distingui-los

[26] Os picos estreitos e altos são mais fáceis de isolar do ruído de fundo do que os picos largos e baixos

[27] Foley JP, Dorsey JG. Uma revisão da função gaussiana exponencialmente modificada (EMG): avaliação e cálculo subsequente de dados universais. J Chromatogr Sci 1984; 22: 40-6.

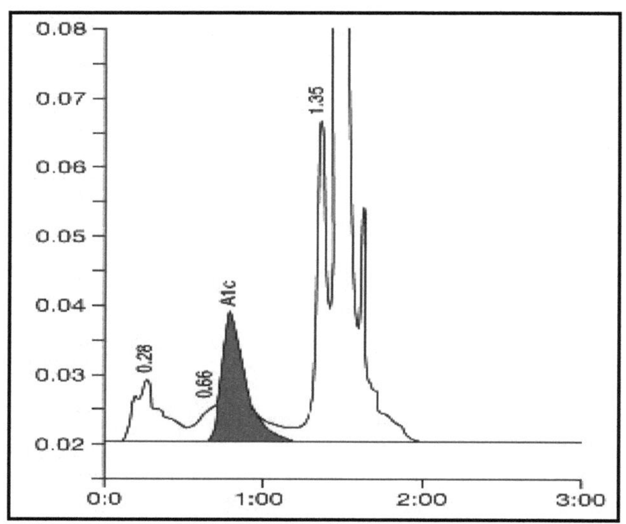

Figura 4Exemplo de um cromatograma

7. DEFINIÇÃO OPERACIONAL DAS VARIAVEIS

- Níveis de açúcar no sangue

Esta é a concentração de glucose no sangue. Chama-se glicemia em jejum quando é medida de manhã, após um jejum de 8 a 12 horas. O resultado é normal se estiver entre 70 e 100 mg/dl para a glicemia pré-prandial ou inferior a 160 mg/dl para a glicemia pós-prandial. A hipoglicemia ocorre quando o resultado da glicemia é inferior a 70 mg/dl. A hiperglicemia ocorre quando o resultado é superior a 110 mg/dl para uma glicemia pré-prandial, ou superior a 160 mg/dl para uma glicemia pós-prandial.

- Níveis de HbA1c

A hemoglobina glicada ou HbA1c reflecte o nível médio de glicose no sangue durante um período de 2 a 3 meses.

Valores normais: 4,8 a 6%.

Equilíbrio glicémico < 7

8. ENTRADA E ANALISE DE DADOS

O estudo comparativo analisou os níveis de glicemia capilar em jejum e de hemoglobina glicosilada nos doentes durante estas duas fases de controlo. [28]*A eficácia de um tratamento foi avaliada pelos níveis repetidos de hemoglobina glicosilada que deveriam ser mantidos abaixo de 7% .*

[12]Em primeiro lugar, foram isoladas as variáveis independentes (ou factores) do estudo: a variável doente **p** (n=9) e a variável de controlo **c**, que tinha duas modalidades (**c** : controlo convencional; **c** : controlo cronobiológico). A variável dependente era o valor da glicemia (em g/l) ou o nível de Hb1Ac (em %). Uma vez que as medições da glicemia e da HbA1c foram repetidas em cada doente durante as duas fases de controlo, tratou-se de um protocolo de grupo emparelhado. [29]Os dados foram resumidos sob a forma de uma tabela de dados que pode ser exportada do Microsoft Excel para o STATA.

- **Microsoft Excel**

O Microsoft Excel é um programa de folha de cálculo do Office que pode ser utilizado para analisar dados. Os histogramas agrupados neste software já permitem a visualização de comparações.

- **STATA SE**

O Stata é um pacote de software estatístico e econométrico que funciona com linhas de comando introduzidas pelo utilizador. É particularmente utilizado pela comunidade científica para investigação em medicina, biologia e economia. O Stata SE é uma versão profissional com capacidade para calcular grandes conjuntos de dados.

---

[28] H. Dorchy, Choix des insulines et adaptation des doses chez les enfants et les adolescents diabétiques : expérience personnelle, *Rev Méd Brux* 2000 ; 1 :19-27.

[29] Ver quadro 3, p.46.

[30]O Stata SE versão 10 foi utilizado para calcular a estatística de teste para comparar as médias dos níveis de glicemia ou HbA1c dos dois conjuntos de dados. Em primeiro lugar, escolhemos o teste estatístico que verificaria a aceitabilidade da hipótese de investigação. A hipótese de investigação afirmava que não havia diferença significativa entre os dois tipos de controlo da glicemia e da HbA1c. De seguida, realizámos o teste estatístico colocando as hipóteses de comparação.

[31] O s pressupostos para a comparação dos níveis médios de glucose no sangue foram :

$$_{01}H : m = m_2$$

$$_{11}H : m > m_2$$

[32]Os pressupostos para a comparação dos níveis médios de HbA1c foram :

$$_{01}H : m' = m'_2$$

$$_{11}H : m' > m'_2$$

[33]A escolha do teste estatístico para aceitar ou rejeitar estas diferentes hipóteses nulas exige a verificação prévia da normalidade da distribuição dos níveis de glicemia e de HbA1c obtidos. Assim, será utilizado o teste paramétrico t de Student, no caso de uma distribuição gaussiana, e o teste não paramétrico de Wilcoxon, no caso de uma distribuição não gaussiana.

---

[30] Controlo clássico e controlo cronobiológico

[31] $_{1\,2}H$: hipótese nula; H : hipótese alternativa;

$_{1\,;2}m$: média dos níveis de glicose no sangue do controlo convencional m : média dos níveis de glicose no sangue do controlo cronobiológico.

[32] $_{1\,;2}m\,'$: níveis médios de HbA1c do controlo convencional m' : níveis médios de HbA1c do controlo cronobiológico.

[33] O teste é significativo quando p<5%.

[34]$_0$*O teste t de Student* para comparar duas médias (de glicemia ou HbA1c) é um teste paramétrico cuja fórmula contém 4 estimadores (m1, m2, s1, s2) e cuja distribuição de probabilidade da estatística sob H segue uma lei de Student. O comando STATA utilizado para efetuar este teste é: *ttest varname1 = = varname2*.

O *teste de Wilcoxon* é uma alternativa ao *teste t de Student*. Aqui, as diferenças entre os valores emparelhados são calculadas e depois classificadas por ordem crescente de valores absolutos, omitindo as diferenças zero. A cada diferença diferente de zero é atribuída a sua posição na classificação. O comando Stata para um teste de classificação de Wilcoxon assinado é: *signtest varname1 = varname2*

Uma vez que a auto-monitorização da glicemia tem influência na dose de insulina que os doentes têm de injetar, é conveniente oferecer-lhes uma solução informática para adaptar a sua dose de insulina. Os parâmetros da plataforma informática de adaptação da dose de insulina dependem da aceitação ou não da hipótese de investigação. Se a hipótese de investigação não fosse aceite, estes parâmetros teriam em conta o cronodinamismo da glicemia. A plataforma foi implementada em Java utilizando NetBeans e PowerAMC

Para este estudo, não interferimos na adaptação das doses de insulina dos doentes. Limitámo-nos a implementar uma solução informática que ajudará os doentes a adaptar melhor a sua dose de insulina aos seus níveis de açúcar no sangue.

- **IDE NetBeans**

O NetBeans é um ambiente de desenvolvimento integrado: uma ferramenta de desenvolvimento que permite escrever código-fonte em Java e noutras linguagens, como Python, C, C++, JavaScript, XML, Ruby, PHP e HTML. [35]Java é uma linguagem de programação orientada para objectos e uma das suas vantagens é a sua portabilidade.

---

[34] m1: média da amostra 1; m2: média da amostra 2; s1: variância da amostra 1; s2: variância da amostra 2

[35] Qualquer programa codificado em Java deve ser utilizável em todos os sistemas operativos em que esteja instalada uma máquina virtual Java. Quando o código fonte é compilado, assume uma forma intermédia

As doses de insulina foram ajustadas com base nos objectivos glicémicos e glicosúricos. Claramente, o ideal era atingir :

- ausência de açúcares na urina

- níveis de açúcar no sangue

    o entre 70 e 100 mg/dl

    o pós-prandial < 160mg/dl.

[36]O algoritmo de adaptação das doses de insulina baseia-se nas seguintes regras gerais propostas por H. Dorchy :

- se o objetivo for atingido, a mesma dose de insulina é mantida no dia seguinte, actuando à mesma hora que o teste de glicemia ou glicosúria, a menos que planeie alterar a sua dieta e/ou atividade física.

- [37]se houver sinais de hipoglicemia e/ou glicemia < 70mg/dl, durante o período de ação da insulina em questão, a insulina é reduzida em 10% (mínimo ½ unidade) no dia seguinte. Isto desde que o doente não tenha comido menos do que o habitual nem tenha praticado qualquer atividade física não planeada.

- se o nível de glicose no sangue for >160mg/dl durante o período de ação da insulina em questão, 2 ou 3 dias seguidos à mesma hora do dia, a dose é

---

designada por byte code, que pode ser interpretada pela máquina virtual Java. Esta é vulgarmente conhecida por JRE (Java Runtime Environment).

[36] H. Dorchy, Choix des insulines et adaptation des doses, op. cit., p. 23. , p. 23.

[37] Início de ação das insulinas de ação rápida ou de **tipo I**: (início de ação: 10 min a ½ h após a injeção, pico 1h30 a 3h; fim: 6 a 8h); início de ação das insulinas de ação intermédia ou de **tipo II**: (início de ação: 1 a 2 h após a injeção, pico 6h a 14h; fim: 18 a 24h); início de ação das insulinas de ação prolongada ou **de tipo III**: (início de ação: 3 a 4 h após a injeção, início de ação retardado; fim: 24 a 28h).

aumentada em 10% no dia seguinte (mínimo de ½ unidade), desde que o doente não tenha comido mais do que o habitual ou tenha feito menos atividade física.

Por conseguinte, o ajuste da dose baseia-se principalmente na análise retrospetiva dos resultados dos dias anteriores e não apenas na análise do momento imediatamente anterior à injeção de insulina.

- **PowerAMC,**

O PowerDesigner é um pacote de software que pode ser utilizado para criar todo o tipo de modelos informáticos. Utilizámo-lo para conceber o algoritmo de adaptação da dose de insulina (fig.5).

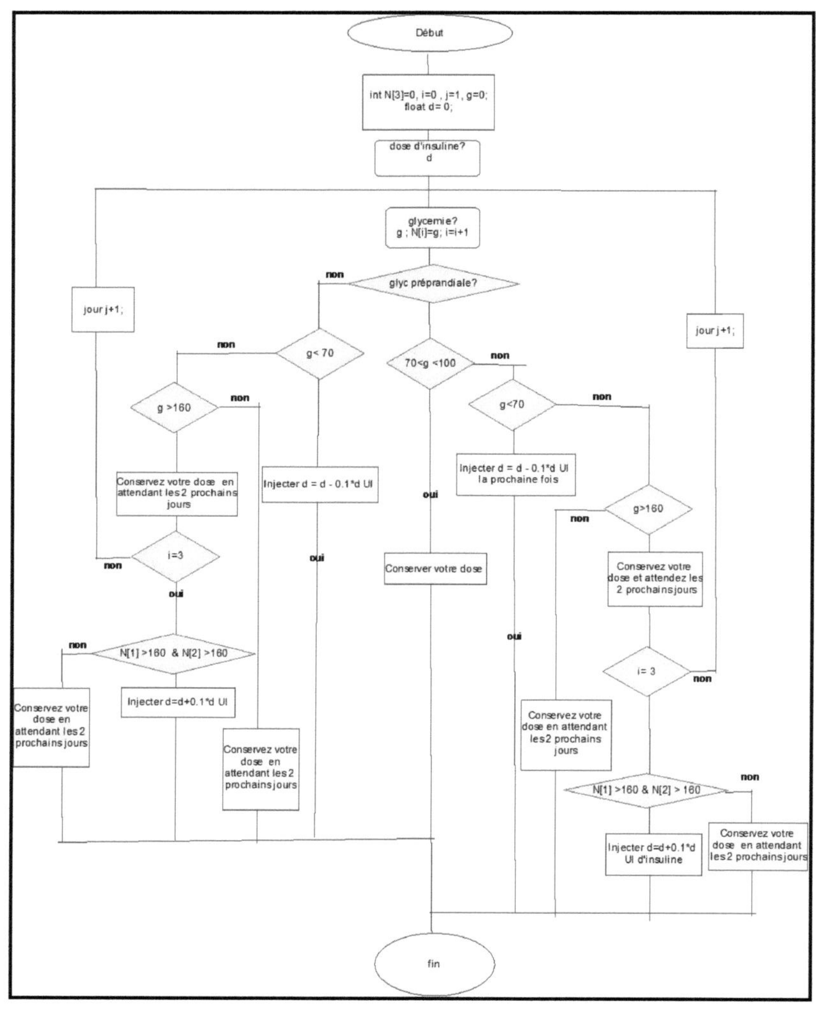

Figura 5 Algoritmo de adaptação da dose de insulina

26

IV. RESULTADOS E DEBATES

1. RESULTADOS GLOBAIS E DESCRITIVOS

Durante o período de estudo, foram incluídos 9 doentes (2 homens e 7 mulheres), o que corresponde a um rácio de sexo (homens/mulheres) de 0,28. A idade média foi de 27,2 anos (extremos 13 e 44 anos). Todos tinham diabetes de tipo 1. A média de tempo de diabetes foi de 13,1 anos (intervalo de 1 a 23 anos). A Tabela 1 mostra o perfil dos pacientes de acordo com a idade e o tempo de diabetes.

ASSUNTO	IDADE (anos)	IDADE DE DIABETES (anos)
Doente 1	24	17
Doente 2	26	13
Doente 3	34	23
Doente 4	23	19
Doente 5	20	9
Doente 6	36	12
Doente 7	25	1
Doente 8	13	1
Doente 9	44	23

<u>Tabela 1</u>Repartição dos doentes por idade e duração da diabetes

Durante a monitorização convencional, a hora média a que os doentes habitualmente verificavam os níveis de glicemia era às 08:01. A Tabela 2 apresenta o perfil médio dos hábitos de controlo da glicemia por hora dos doentes.

27

ASSUNTO	TEMPO MÉDIO DE TOMADA DA GLICEMIA (h, min)
Doente 1	9 :34
Doente 2	07 :48
Doente 3	07 :41
Doente 4	07 :20
Doente 5	08 :36
Doente 6	09 :38
Doente 7	08 :16
Doente 8	07 :59
Doente 9	05 :19

Tabela 2 Plano de controlo glicémico médio habitual dos doentes

Os níveis médios de glicose no sangue foram de 1,71 g/l para o controlo convencional e de 1,72 g/l para o controlo cronobiológico. O nível médio de HbA1c foi de 8,7% para o controlo convencional e de 9% para o controlo cronobiológico. As Figuras 6 a 14 mostram os perfis de glicemia dos controlos convencional e cronobiológico nos vários doentes do nosso estudo. Em nenhum doente a glicemia se manteve estável ao longo do mês, independentemente do tipo de controlo. O controlo cronobiológico não pareceu ser mais eficaz do que o controlo convencional na melhoria do controlo glicémico dos doentes.

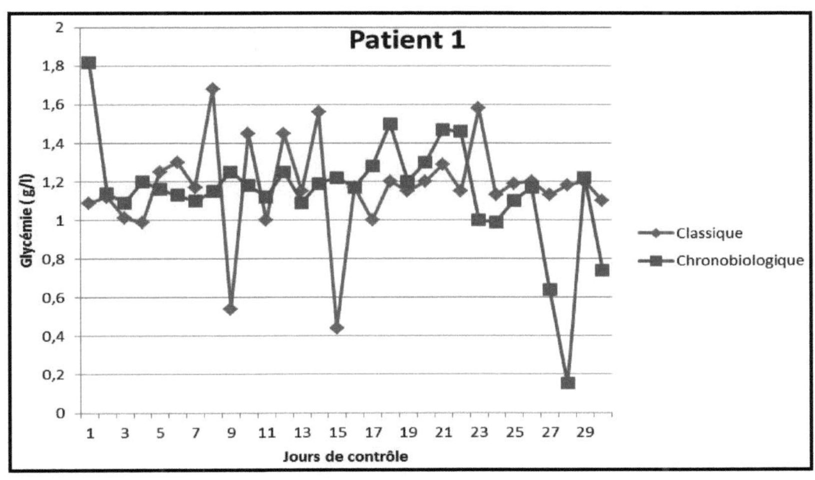

Figura 6 Perfil glicémico do doente 1 para os dois tipos de monitorização

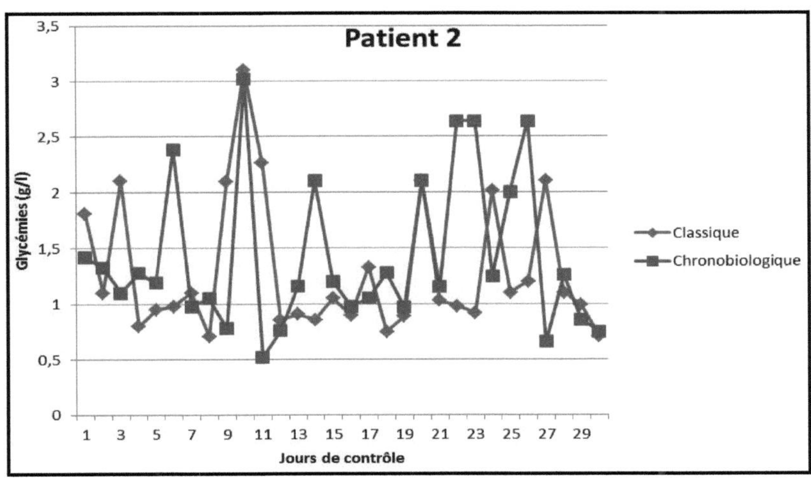

Figura 7 Perfil de glucose no sangue do doente 2 durante os dois tipos de monitorização

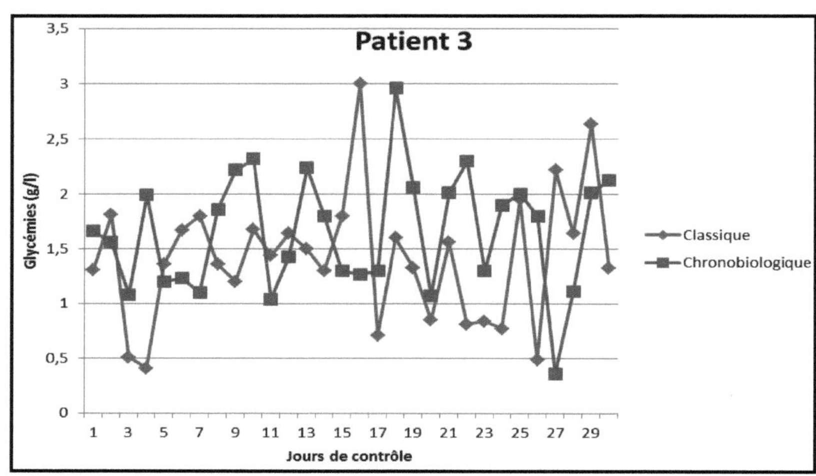

Figura 8 Perfil de glucose no sangue do doente 3 durante os dois tipos de monitorização

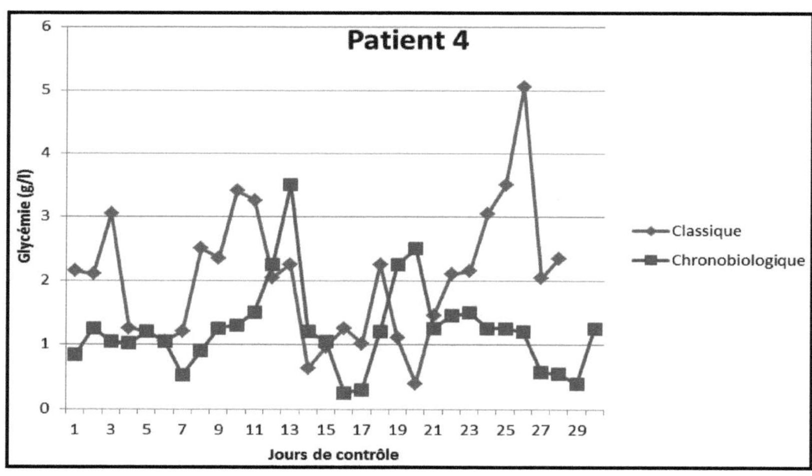

Figura 9 Perfil de glucose no sangue do doente 4 durante os dois tipos de monitorização

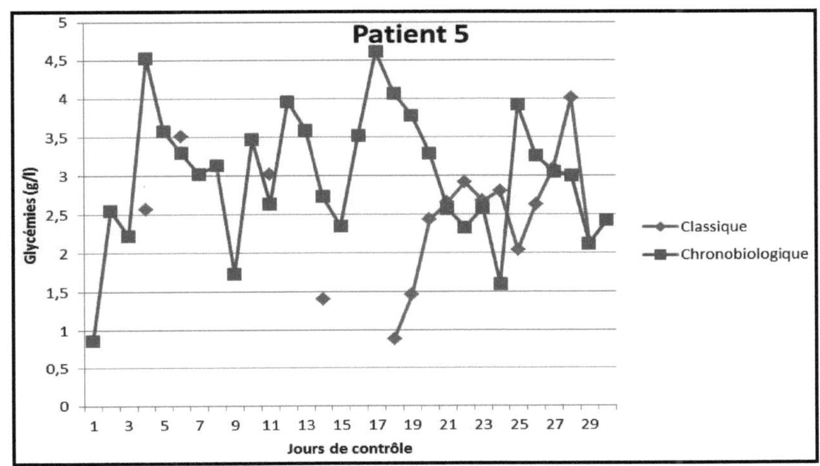

Figura 10 Perfil glicémico do doente 5 para os dois tipos de monitorização

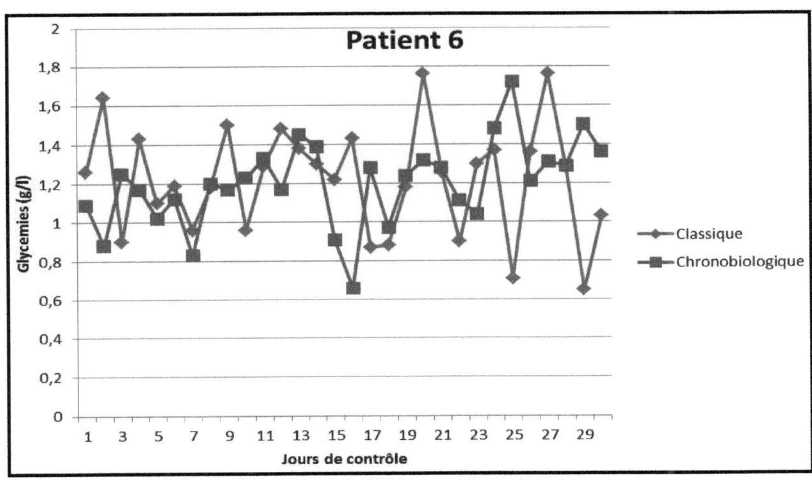

Figura 11 Perfil de glucose no sangue do doente 6 durante os dois tipos de monitorização

31

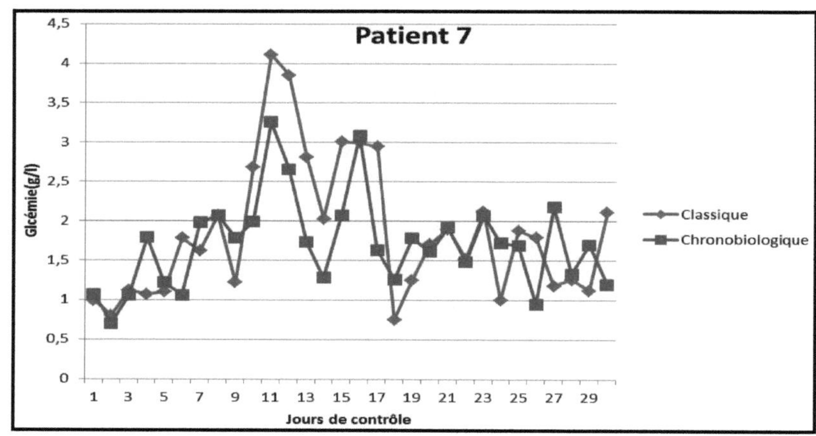

Figura 12 Perfil de glucose no sangue do doente 7 para os dois tipos de monitorização

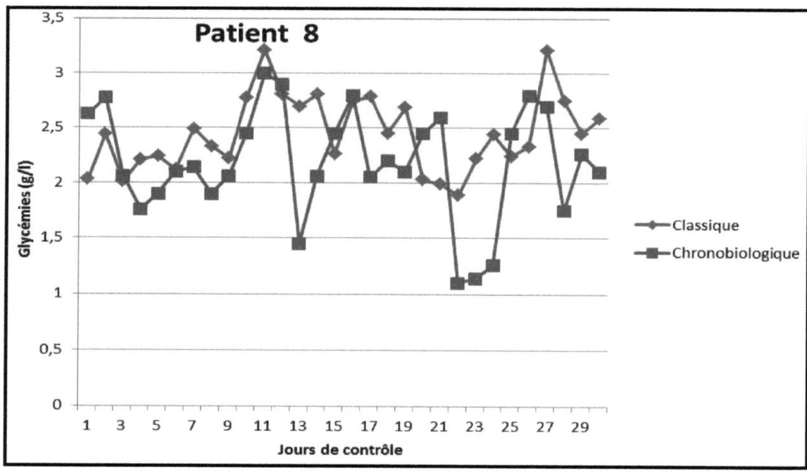

Figura 13Perfil glicémico do doente 8 para os dois tipos de monitorização

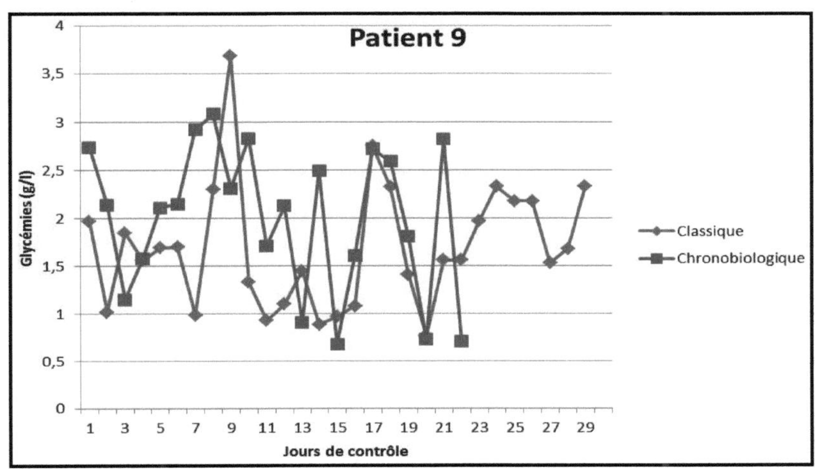

Figura 14 Perfil glicémico do doente 9 para os dois tipos de monitorização

A visualização global dos resultados dos doentes é apresentada nos histogramas das figuras 15 e 16. Estes histogramas mostram as diferenças entre os níveis médios de glicemia e os valores de HbA1c observados nos doentes durante os dois tipos de acompanhamento. Os doentes 1, 4, 5, 6 e 7 apresentaram uma diminuição da glicemia média no controlo cronobiológico. Os pacientes 2, 3, 7 e 9 apresentaram uma diminuição da hemoglobina glicosilada em controlo cronobiológico. No total, 5 dos 9 doentes registaram uma diminuição do nível médio de glicose no sangue: uma percentagem de 55%. No caso dos níveis de HbA1c, apenas 4 dos 9 pacientes tiveram um resultado inferior: uma percentagem de 44%.

Os histogramas dos níveis de HbA1c por idade do doente (fig.17) e por duração da diabetes (fig.18) mostraram uma ligação entre o controlo glicémico e a idade do doente e a duração da diabetes. Quanto mais velho o doente, melhor o controlo glicémico, embora o controlo cronobiológico não se tenha revelado superior (fig.17). Esta observação foi idêntica no caso da idade da diabetes (fig.18). Quanto mais longa a diabetes, melhor o controlo glicémico do doente. No entanto, o controlo cronobiológico não foi superior ao controlo convencional.

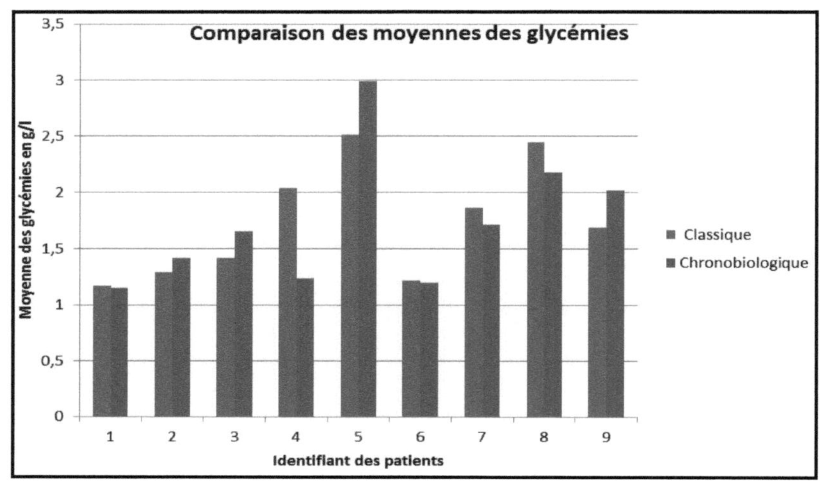

Figura 15 Histogramas de comparação dos níveis médios de glucose no sangue

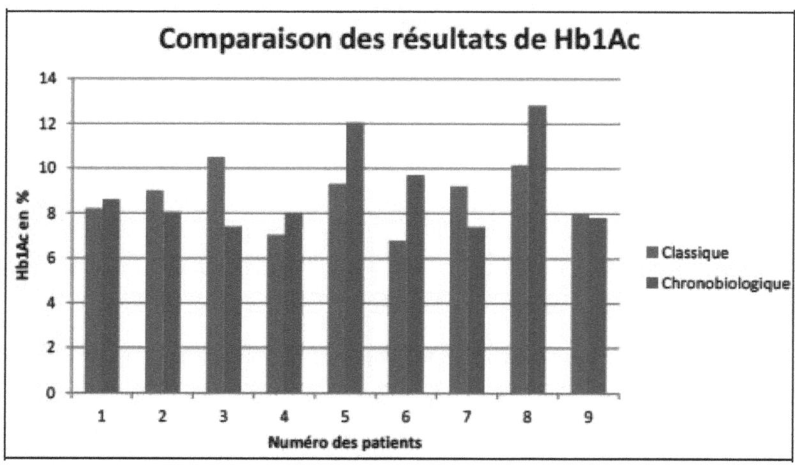

Figura 16 Histogramas de comparação dos níveis de dHbA1c

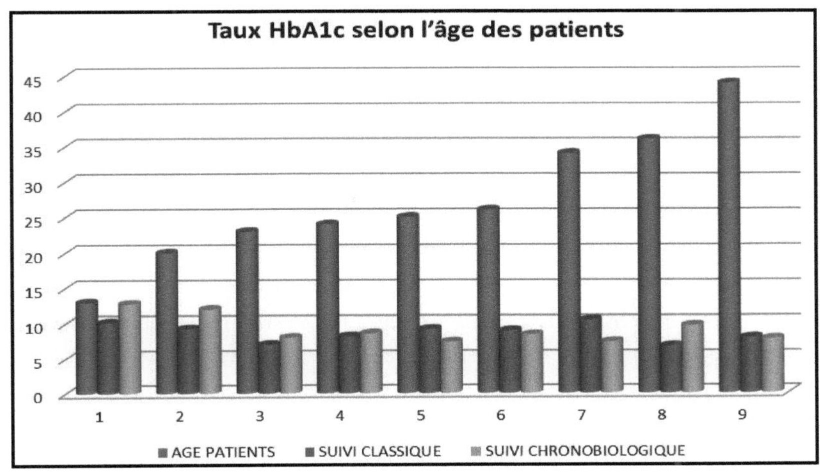

Figura 17 Histogramas que comparam os níveis de HbA1c por idade do doente

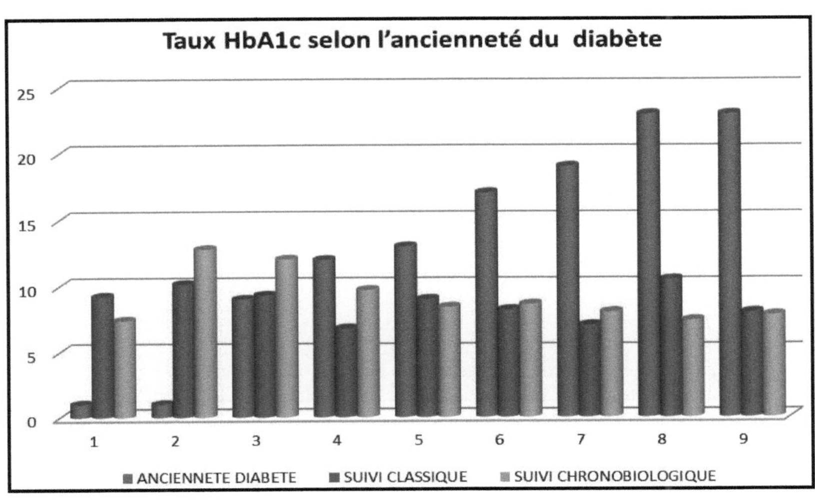

Figura 18 Histogramas que comparam os níveis de HbA1c de acordo com a idade da

diabetes

A comparação com as caixas de bigodes (figs. 19 e 20) já sugeria uma leitura "intuitiva" das diferenças. A figura 19 mostra que existem 3 valores atípicos para o controlo clássico e 4 para o controlo cronobiológico. Verificamos também que as medianas de cada um dos controlos não estão centradas nas suas caixas e que os bigodes são assimétricos. A distribuição das duas amostras não parece ser normal (medianas não centradas, simetria) e a igualdade aproximada das variâncias não parece ter sido atingida (os intervalos interquartis não são do mesmo tamanho). A mediana do controlo clássico é ligeiramente superior à do controlo cronobiológico; as duas caixas sobrepõem-se ligeiramente, o que tende a indicar uma diferença menos significativa entre estes dois tipos de controlo.

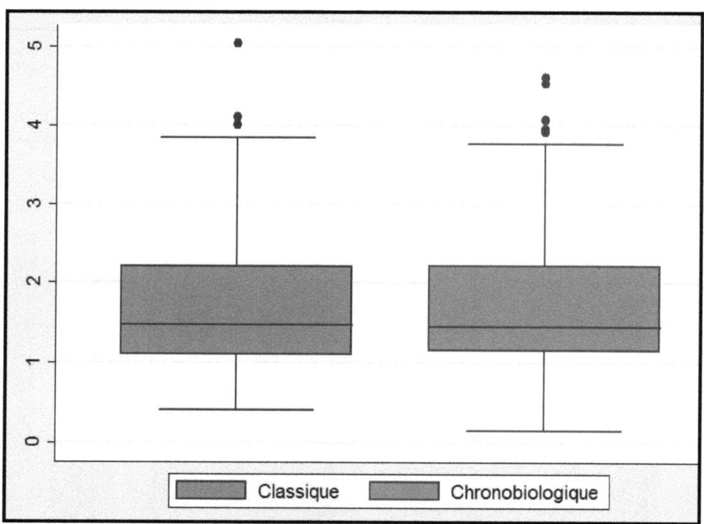

Figura 19 Comparação dos níveis de glucose no sangue por tipo de controlo

A figura 20 mostra o mesmo tipo de comparação com os níveis de HbA1c. Verifica-se que a distribuição não parece ser normal e que a igualdade da variância está longe de ser atingida. Apenas um ponto atípico foi observado para o controlo cronobiológico. As duas caixas sobrepõem-se ligeiramente e a mediana do controlo convencional é superior à do controlo cronobiológico.

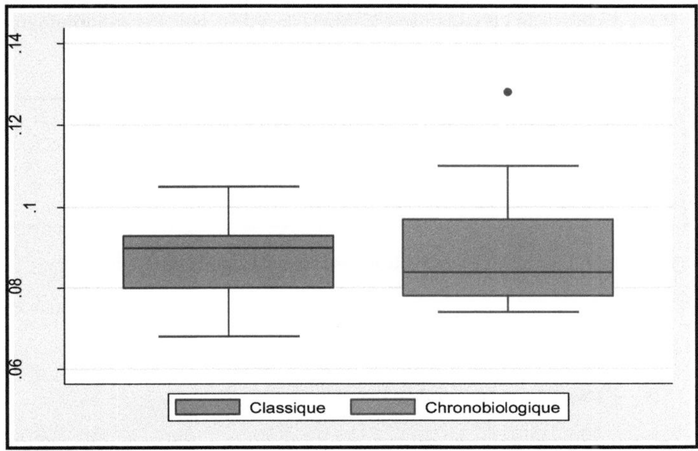

Figura 20 Comparação dos níveis de HbA1c por tipo de acompanhamento

Esta comparação visual precisava, sem dúvida, de ser confirmada pelo teste de comparação de médias de Student. [38]As condições de aplicação do teste de comparação de médias tinham de ser previamente verificadas.

Sob a hipótese nula de normalidade, as estatísticas para as variáveis glicemia e HbA1c foram calculadas utilizando o teste de Shapiro-Wilks (figs. 10 e 11):

- Para o açúcar no sangue

---

[38] Condições de aplicação do teste de comparação de meios :

- As amostras testadas devem ser colhidas de forma aleatória;
- as amostras devem seguir uma distribuição normal: normalidade ;
- as amostras devem ter variâncias homogéneas: homoscedasticidade.

H_0 : A distribuição **clássica** é normal (respetivamente, a distribuição **cronobiológica** é normal).

H_1 : A distribuição **clássica** não é normal (ou a distribuição **cronobiológica** não é normal).

```
                        Shapiro-Wilk W test for normal data
        Variable |     Obs        W          V          z      Prob>z
    -------------+----------------------------------------------------
        classique |     254     0.93476    11.998      5.786    0.00000
       chronobiol~e |   263     0.93476    12.372      5.867    0.00000
```

Figura 21 Captura de ecrã do teste de normalidade da glucose no sangue

[39]p-valor clássico <5% ; p-valor cronobiológico <5% . H_0 Rejeitamos : estas duas variáveis não são portanto normais.

- Para os níveis de HbA1c

Aplicam-se os mesmos pressupostos.

```
. swilk classique chronobiologique

                        Shapiro-Wilk W test for normal data
        Variable |     Obs        W          V          z      Prob>z
    -------------+----------------------------------------------------
        classique |       9     0.95798     0.617    -0.762    0.77698
       chronobiol~e |     9     0.84703     2.247     1.482    0.06911
```

Figura 22 Captura de ecrã do teste de normalidade da HbA1c

valor p clássico >5%; valor p cronobiológico >5%. H_0 Aceitamos : estas duas variáveis são portanto normais.

---

[39] Os valores de p são calculados na coluna Prob>z

Como a distribuição da glicemia não é gaussiana, será utilizado o teste de Wilcoxon para comparar as médias. [40]Verificamos apenas a homocedasticidade da variável HbA1c. Sob a hipótese nula de igualdade das variâncias das variáveis (fig. 23), calculamos a estatística utilizando o teste de Levene .

[41]p-valor $_{clássico}$ >5%; p-valor $_{cronobiológico}$ >5%. $_0$Aceitamos H : a variância destes dois controlos é da mesma ordem de grandeza.

- Para os níveis de HbA1c

$_{012}$ $_{11\,2}$H : s' = s' ; H : s' ≠ s'

```
Variance ratio test

Variable        obs        Mean    Std. Err.   Std. Dev.   [95% Conf. Interval]

classi~e          9    .0867222    .0041991    .0125974     .077039    .0964054
chrono~e          9    .0901333    .0061202    .0183606    .0760202    .1042465

combined         18    .0884278     .003624    .0153753    .0807818    .0960737

       ratio = sd(classique) / sd(chronobiologique)                  f =   0.4707
Ho: ratio = 1                                        degrees of freedom =    8, 8

     Ha: ratio < 1              Ha: ratio != 1                  Ha: ratio > 1
     Pr(F < f) = 0.1535      2*Pr(F < f) = 0.3071            Pr(F > f) = 0.8465
```

Figura 23 Captura de ecrã do teste de igualdade de variância da HbA1c.

valor p $_{clássico}$ >5%; valor p $_{cronobiológico}$ >5%. $_0$Aceitamos H : a variância destes dois controlos é da mesma ordem de grandeza.

Uma vez que as duas condições, normalidade e homocedasticidade, são verificadas para o nível de HbA1c, o *teste t de Student* para comparação de médias pode ser facilmente aplicado. Aplica-se a hipótese nula de igualdade de médias e calcula-se a

---

[40] Este teste é menos sensível à distorção da distribuição normal (observada no caso da glucose no sangue) do que os testes de Fisher e Bartlett.

[41] O valor p é calculado na parte inferior do quadro: 2*Pr (F < f)

estatística de Wilcoxon para a glicemia e a estatística de Student para a HbA1c (figs. 24
e 25).

- Para o açúcar no sangue

$_{012}\ _{11}H : m = m ; H : m > m_2$

```
Sign test

          sign |   observed      expected

      positive |     123            121
      negative |     119            121
          zero |       5              5

           all |     247            247

one-sided tests:
  Ho: median of classique - chronobiologique = 0 vs.
  Ha: median of classique - chronobiologique > 0
      Pr(#positive >= 123) =
         Binomial(n = 242, x >= 123, p = 0.5) =   0.4236

  Ho: median of classique - chronobiologique = 0 vs.
  Ha: median of classique - chronobiologique < 0
      Pr(#negative >= 119) =
         Binomial(n = 242, x >= 119, p = 0.5) =   0.6260

Two-sided test:
  Ho: median of classique - chronobiologique = 0 vs.
  Ha: median of classique - chronobiologique != 0
      Pr(#positive >= 123 or #negative >= 123) =
         min(1, 2*Binomial(n = 242, x >= 123, p = 0.5)) =   0.8471
```

<u>Figura 24</u>Captura de ecrã do teste de glicemia de Wilcoxon

[42]p-valor clássico >5%; p-valor cronobiológico >5%. 0Aceitamos H : não existe diferença significativa entre os valores de glicemia obtidos durante os dois tipos de controlo.

---

[42] O valor p é calculado na parte inferior da tabela: Pr (#positivos >= 126 ou #negativos >=126)

- Para os níveis de HbA1c

H_{012} $_{11}H : m' = m'$; $H : m' > m'_2$

```
. ttest classique==chronobiologique

Paired t test

Variable         Obs        Mean     Std. Err.    Std. Dev.    [95% Conf. Interval]

classi~e           9     .0867222    .0041991     .0125974      .077039     .0964054
chrono~e           9     .0901333    .0061202     .0183606     .0760202     .1042465

   diff            9    -.0034111    .0067127     .0201382    -.0188907     .0120685

    mean(diff) = mean(classique - chronobiologique)              t =   -0.5082
HO:  mean(diff) = 0                                degrees of freedom =        8

Ha: mean(diff) < 0           Ha: mean(diff) != 0            Ha: mean(diff) > 0
Pr(T < t) = 0.3125        Pr(|T| > |t|) = 0.6251          Pr(T > t) = 0.6875
```

Figura 25 Captura de ecrã do teste t de Student dos níveis de HbA1c

p-valor clássico >5% ; p-valor cronobiológico >5% . Aceitamos H_0: não existe diferença significativa entre os níveis de HbA1c obtidos durante os dois tipos de controlo.

Uma vez que o teste não foi significativo, os parâmetros da nossa aplicação não tiveram em conta o cronodoseamento da glicemia. Para verificar o funcionamento da nossa solução informática, realizámos um teste com os dados de glicemia em jejum de três (3) doentes, recolhidos aleatoriamente nos três primeiros dias de monitorização cronobiológica (tab. 2). Ao responder "verdadeiro" à pergunta "Este é um nível de glicemia pré-prandial? a aplicação é informada de que a glicemia está em jejum e "falso" de que não está.

	Doente1		Doente4		Doente8	
Dias	Glicose no sangue (g/l)	Dose de insulina	Glicose no sangue (g/l)	Dose de insulina	Glicose no sangue (g/l)	Dose de insulina
1	1,82	12-12 Mixt	0,84	10-10-10 Ato / 0-8-0 Mixt	2,63	12-12-12 Ato

| 2 | 1,14 | 12-12 Mixt | 1,25 | 12-12-12 Ato / 0-8-0 Mixt | 2,78 | 12-12-12 Ato |
| 3 | 1,09 | 12-12 Mixt | 1,04 | 14-14-14 Ato / 0-8-0 Mixt | 2,06 | 12-12-12 Ato |

Tabela 3 Dados reais dos pacientes 1, 4, 8 durante os três primeiros dias de monitorização cronobiológica

Para o doente 1, a nossa aplicação propôs que a sua dose de insulina fosse mantida após a monitorização dos seus dados durante três (3) dias consecutivos (fig.27). Embora a mesma proposta tenha sido feita ao doente 4, é de notar que o tratamento não necessitou dos dados dos dois (2) dias seguintes porque os seus níveis de glicemia estavam normais (fig.28). Da mesma forma, a aplicação teria sugerido que ele passasse a tomar uma dose matinal de 9 UI de Mixtard (ou seja, reduzir a sua dose de insulina em 10%) se a sua glicemia fosse inferior a 70 mg/dl. Quanto ao doente 8, depois de monitorizar os seus dados durante três (3) dias consecutivos, a aplicação sugeriu (fig.29) que passasse para uma dose matinal de 13,2 UI de Actrapid (ou seja, que aumentasse a sua dose de insulina em 10%).

```
run:
---Adaptation de la dose d'insuline chez les diabétiques de type 1---
Entrez votre dose d'insuline
12
Entrez votre glycémie durant le temps d'action de l'insuline
182
Est-ce une glycémie préprandiale? true/false
true
Hyperglycémie: conservez votre dose d'insuline et atttendez les 2 prochains jours
---Jour 2---
 Entrez votre glycémie durant le temps d'action de l'insuline du jour  2
114
Est-ce une glycemie preprandiale? true/false
true
Glycémie légèrement au dessus de la normale: Conserver votre dose
---Jour 3---
 Entrez votre glycémie durant le temps d'action de l'insuline du jour  3
109
Est-ce une glycemie preprandiale? true/false
true
Glycémie légèrement au dessus de la normale: Conserver votre dose
Bilan des 3 jours:conservez votre dose d'insuline et atttendez les 2 prochains jours
BUILD SUCCESSFUL (total time: 57 seconds)
```

Figura 26 Captura de ecrã de uma proposta de adaptação da insulina para o doente 1.

```
run:
---Adaptation de la dose d'insuline chez les diabétiques de type 1---
Entrez votre dose d'insuline
10
Entrez votre glycémie durant le temps d'action de l'insuline
84
Est-ce une glycémie préprandiale? true/false
true
Glycémie normale: conservez votre dose d'insuline
BUILD SUCCESSFUL (total time: 46 seconds)
```

Figura 27 Captura de ecrã de uma proposta de insulina do doente 4.

```
run:
---Adaptation de la dose d'insuline chez les diabétiques de type 1---
Entrez votre dose d'insuline
12
Entrez votre glycémie durant le temps d'action de l'insuline
263
Est-ce une glycémie préprandiale? true/false
true
Hyperglycémie: conservez votre dose d'insuline et atttendez les 2 prochains jours
---Jour 2---
 Entrez votre glycémie durant le temps d'action de l'insuline du jour  2
278
Est-ce une glycemie preprandiale? true/false
true
Hyperglycémie: conservez votre dose d'insuline et atttendez le prochain jour
---Jour 3---
 Entrez votre glycémie durant le temps d'action de l'insuline du jour  3
206
Est-ce une glycemie preprandiale? true/false
true

Injectez 13.2 UI d'insuline la prochaine fois
BUILD SUCCESSFUL (total time: 50 seconds)
```

Figura 28 Captura de ecrã da adaptação de insulina proposta para o doente 8

Tabela 4 Resumo dos valores de glicemia e hemoglobina glicada para cada doente, de acordo com o tipo de controlo

Tipo de controlo Doente (p)		Clássico (c1)										Cronobiológico (c2)									
1	Níveis de glucose no	1,0	1,1	1,0	0,9	1,2	1,3	1,1	1,6	0,5	1,4	1,8	1,1	1,0	1,2	1,1	1,1	1,1	1,1	1,2	1,1
		1	1,4	1,1	1,5	0,4	1,1	1	1,2	1,1	1,2	1,1	1,2	1,0	1,1	1,2	1,1	1,2	1,5	1,2	1,3
		1,2	1,1	1,5	1,1	1,1	1,2	1,1	1,1	1,2	1,1	1,4	1,4	1	0,9	1,1	1,1	0,6	0,1	1,2	0,7
	HbA1c(	8,2										8,6									
2	Níveis de glucose no	1,8	1,1	2,1	0,8	0,9	0,9	1,1	0,7	2,0	3,1	1,8	1,1	2,1	0,8	0,9	0,9	1,1	0,7	2,0	3,1
		2,2	0,8	0,9	0,8	1,0	0,9	1,3	0,7	0,8	2,1	2,2	0,8	0,9	0,8	1,0	0,9	1,3	0,7	0,8	2,1
		1,0	0,9	0,9	2,0	1,1	1,2	2,1	1,1	0,9	0,7	1,0	0,9	0,9	2,0	1,1	1,2	2,1	1,1	0,9	0,7
	HbA1c(	9										8,4									
3	Níveis de glucose no	1,3	1,8	0,5	0,4	1,3	1,6	1,8	1,3	1,2	1,6	1,6	1,5	1,0	1,9	1,2	1,2	1,1	1,8	2,2	2,3
		1,4	1,6	1,5	1,3	1,8	3	0,7	1,6	1,3	0,8	1,0	1,4	2,2	1,8	1,3	1,2	1,3	2,9	2,0	1,0
		1,5	0,8	0,8	0,7	1,9	0,4	2,2	1,6	2,6	1,3	2,0	2,3	1,3	1,9	2	1,8	0,3	1,1	2,0	2,1
	HbA1c(%)	10,5										7,4									

		Clássico										Cronobiológico									
4	Níveis de glucose no	2,1	2,1	3,0	1,2	1,2	1,0	1,2	2,5	2,3	3,4	0,8	1,2	1,0	1,0	1,2	1,0	0,5	0,9	1,2	1,3
		3,2	2,0	2,2	0,6	0,9	1,2	1,0	2,2	1,1	0,4	1,5	2,2	3,5	1,2	1,0	0,2	0,3	1,2	2,2	2,5
		1,4	2,1	2,1	3,0	3,5	5,0	2,0	2,3	NA	NA	1,2	1,4	1,5	1,2	1,2	1,2	0,5	0,5	0,4	1,2
	HbA1c(	7,05										8,02									
5	Níveis de glucose no	NA	NA	NA	2,5	2,5	3,5	NA	NA	NA	NA	0,8	2,5	2,2	4,5	3,5	3,3	3,0	3,1	1,7	3,4
		3,0	NA	NA	1,4	NA	NA	NA	0,8	1,4	2,4	2,6	3,9	3,5	2,7	2,3	3,5	4,6	4,0	3,7	3,2
		2,6	2,9	2,6	2,8	2,0	2,6	3,1	4,0	2,1	NA	2,5	2,3	2,5	1,6	3,9	3,2	3,0	3	2,1	2,4
	HbA1c(	9,3										12,05									
6	Níveis de glucose no	1,2	1,6	0,9	1,4	1,1	1,1	0,9	1,1	1,5	0,9	1,0	0,8	1,2	1,1	1,0	1,1	0,8	1,2	1,1	1,2
		1,2	1,4	1,3	1,3	1,2	1,4	0,8	0,8	1,1	1,7	1,3	1,1	1,4	1,3	0,9	0,6	1,2	0,9	1,2	1,3
		1,2	0,9	1,3	1,3	0,7	1,3	1,7	1,2	0,6	1,0	1,2	1,1	1,0	1,4	1,7	1,2	1,3	1,2	1,5	1,3
	HbA1c(	6,8										9,7									
7	Níveis de	0,9	0,8	1,1	1,0	1,1	1,7	1,6	2,0	1,2	2,6	1,0	0,7	1,0	1,7	1,2	1,0	1,9	2,0	1,7	1,9
		4,1	3,8	2,8	2,0	3,0	3	2,9	0,7	1,2	1,7	3,2	2,6	1,7	1,2	2,0	3,0	1,6	1,2	1,7	1,6

	1,9	1,5	2,1	1	1,8	1,7	1,1	1,2	1,1	2,1	1,9	1,4	2,0	1,7	1,6	0,9	2,1	1,3	1,7	1,2
HbA1c(	9,2										7,4									

		Clássico										Cronobiológico									
8	Níveis de glucose no	2,0	2,4	2,0	2,2	2,2	2,1	2,4	2,3	2,2	2,7	2,6	2,7	2,0	1,7	1,9	2,1	2,1	1,9	2,0	2,4
		3,2	2,8	2,7	2,8	2,2	2,7	2,7	2,4	2,6	2,0	3	2,9	1,4	2,0	2,4	2,8	2,0	2,2	2,1	2,4
		1,9	1,8	2,2	2,4	2,2	2,3	3,2	2,7	2,4	2,5	2,6	1,1	1,1	1,2	2,4	2,8	2,7	1,7	2,2	2,1
	HbA1c(%)	10										12,8									
9	Níveis de glucose no	1,5	1,9	1,0	1,8	1,5	1,6	1,7	0,9	2,3	3,6	2,3	2,7	2,1	1,1	1,5	2,1	2,1	2,9	3,0	2,3
		1,3	0,9	1,1	1,4	0,8	0,9	1,0	2,7	2,3	1,4	2,8	1,7	2,1	0,9	2,4	0,6	1,6	2,7	2,5	1,8
		0,7	1,5	1,5	1,9	2,3	2,1	2,1	1,5	1,6	2,3	0,7	2,8	0,7	NA	NA	NA	NA	NA	NA	NA
	HbA1c(%)	8										7,8									

2. Interpretação

Os testes de comparação dos níveis de glicemia e de HbA1c para os dois tipos de controlo confirmaram a hipótese nula de igualdade das médias. As diferenças observadas nos níveis médios de glicemia e de HbA1c não foram, portanto, suficientemente significativas para confirmar a eficácia do controlo cronobiológico em relação ao controlo convencional. O controlo da glicemia em jejum através do relógio biológico não teve, portanto, qualquer efeito significativo no controlo glicémico dos diabéticos de tipo 1 e, por conseguinte, no ajuste da dose de insulina. Os parâmetros do agoritmo de ajuste da dose de insulina não tiveram em conta o relógio biológico.

3. Discussões

A gestão dos diabéticos exige a auto-monitorização para garantir um controlo glicémico ótimo.

Testámos a hipótese de não haver diferença significativa entre os níveis de glicemia capilar em jejum obtidos a qualquer hora da manhã e os obtidos na acrofase do ciclo glicémico. O objetivo era testar a hipótese de que o controlo de acordo com o relógio biológico proporciona aos diabéticos tipo 1 um benefício adicional em termos de auto-monitorização dos seus níveis de glicemia, com implicações na dose de insulina que necessitam de injetar.

A diabetes tipo 1 manifesta-se numa idade jovem. Isto explica o facto de a idade média da nossa população de estudo ser de 27,2 anos. Este tipo de diabetes foi designado pela OMS como diabetes juvenil. O tratamento "correto" para a diabetes tipo 1 é aquele que permite atingir um nível de HbA1c inferior a 7% sem hipoglicemia grave. No entanto, os valores médios de glicemia e de HbA1c obtidos no nosso estudo (8,7% para o controlo convencional e 9% para o controlo cronobiológico) ficam muito aquém dos objectivos. [43]De facto, a análise cronobiológica da sensibilidade à insulina nos diabéticos de tipo 1

---

[43] Aumento percentual das necessidades de insulina no final da noite em comparação com o início da noite

revelou uma magnitude de 20% em média. [44]Este rácio, que reflecte a resistência à insulina, é tanto mais elevado quanto menos equilibrados são os indivíduos (HbA1c elevada).

Os diferentes resultados de glicemia e de HbA1c (1,71 g/l e 8,7% para o controlo convencional contra 1,72 g/l e 9% para o controlo cronobiológico) obtidos durante este estudo não nos permitiram invalidar a hipótese de investigação sem risco de erro. No entanto, a cronobiologia diz-nos que os ritmos biológicos podem ser diferentes de um indivíduo para outro. Isto explica a descida do nível médio de glicémia em 55% dos pacientes e do nível de HbA1c em 44% dos pacientes.

Convém sublinhar que o nosso estudo apresenta algumas lacunas, tais como a dimensão reduzida da nossa amostra, que não é representativa da população de diabéticos de tipo 1. [45]De facto, os diabéticos de tipo 1 representam cerca de 10% dos 400.000 diabéticos do Senegal: uma população de 40.000 habitantes. Este tipo de estudo exige que forneçamos as tiras de teste de glicemia de que os pacientes necessitam e que paguemos os seus testes de HbA1c. [46]No entanto, os recursos financeiros de que dispúnhamos eram insuficientes para prever uma amostra representativa de mais de 2.000 pacientes.

Também tivemos de lidar com alguns enviesamentos, como o intervalo de um mês entre as leituras de HbA1c para cada tipo de controlo. Os níveis de HbA1c reflectem o controlo glicémico do doente durante um período de 3 meses. Para uma melhor interpretação do controlo glicémico refletido pelo nível de HbA1c, foi necessário prolongar a duração do estudo de sessenta (60) dias para duzentos e quarenta (240) dias. Não devem ser ignorados os constrangimentos criados pela alteração dos hábitos de

---

[44] Eric Marsaudon, Chronobiologie et diabète, op. cit. , p. 14.

[45] Dakar Actu, (21 /12/13). Diabetes in Senegal, *Cyberpresse*, [online], www.dakaractu.com, acedido em 26/05/14.

[46] A dimensão da amostra necessária é estimada em 2266 para uma taxa de resposta estimada de 20%, um intervalo de confiança de 95% e uma margem de erro de 2%.

controlo cronobiológico de alguns doentes, bem como os erros relacionados com o manuseamento incorreto do medidor de glicemia.

Para estudos futuros de comparação semelhante, seria importante obter uma amostra maior, colocar os doentes em condições de gestão corretas e prolongar o estudo durante seis (6) meses para cada doente. O algoritmo de ajuste da dose de insulina poderia ser optimizado para abranger as doses de insulina tomadas ao longo do dia e ter em conta as combinações de insulina. Este algoritmo

V.   CONCLUSÃO E PERSPECTIVAS

No tratamento de doentes diabéticos, a cronobiologia sugere que o pessoal de saúde deve ter em conta o tempo quando mede parâmetros biológicos que flutuam diariamente, como os níveis de açúcar no sangue, os níveis de cortisol, os níveis de colesterol, etc.

Os resultados do nosso estudo não nos permitiram confirmar a eficácia significativa da cronobiologia no controlo glicémico dos diabéticos de tipo 1. Isto deve-se principalmente ao facto de não termos conseguido obter uma amostra de dados suficientemente representativa para aplicar os nossos testes estatísticos. No entanto, a abordagem dinâmica da análise da fisiologia humana proposta pela cronobiologia continua a ser uma das principais vias abertas pela medicina do futuro.

No que se refere à auto-monitorização dos níveis de glicose no sangue, são necessários mais estudos comparativos em grande escala para que a OMS possa incorporar variáveis fisiológicas da glicose no sangue (em vez de constantes biológicas) nos seus valores de referência. Deste modo, os doentes diabéticos poderão comparar os seus níveis de glicemia em qualquer altura do dia com referências que tenham em conta as flutuações dos níveis de glicemia.

REFERENCIAS BIBLIOGRAFICAS

1. Association française des diabétiques, [em linha], www.afd.fr/Vivreaveclediabète/ Self-monitoring/, consultado em 23/01/14.

2. Atlas Mundial 2003, página 8/58.

3. Bolli G.B., Circadian rhythms of insulin sensitivity and its role in the treatment of diabetes mellitus. In Biological cloks. Mechanisms and applications. Amsterdam Elsevier Science 1998: 405-409.

4. Bourdon L, Buguet A, Cucherat M, Radomski MW. Utilização de um programa de folha de cálculo para a análise circadiana de dados biológicos/fisiológicos. Aviat Space Environ Med, 1995; 66: 787-91.

5. Dakar Actu, (21 /12/13). Diabetes in Senegal, *Cyberpresse*, [online], www.dakaractu.com, acedido em 26/05/14.

6. Eric Marsaudon, Cronobiologia e diabetes. Rev La semaine des Hôpitaux de Paris, 1998; 74: 1148-1154.

7. Eric Marsaudon, La chronobiologie, une conception dynamique du fonctionnement corporel, Presses de Sciences Po | Les Tribunes de la santé 2006/4 - no 13; 39-44 ISSN 1765-8888.

8. Federação Internacional de Diabetes, Plano Global para a Diabetes 2011-2021, [em linha], www.idf.org/sites/default/files/attachments/GDP_FR.pdf, consultado em 12/02/14.

9. Foley JP, Dorsey JG. Uma revisão da função gaussiana exponencialmente modificada (EMG): avaliação e cálculo subsequente de dados universais. J Chromatogr Sci 1984; 22: 40-6.

10. H. Dorchy, Escolha de insulinas e adaptação de doses em crianças e adolescentes diabéticos: experiência pessoal, *Rev Méd Brux 2000* ; 1 :19-27

11. Halberg, Franz. Resolução de alguns puzzles cronobiológicos de aplicação geral. *Boletim do grupo de estudo dos ritmos biológicos*, 1989; 1: 36 -52.

12. Jean Michel Crabbé, De la biologie à la chronobiologie, [em linha], www.sitemed.fr, consultado em 30/08/12.

13. Jean-Michel Crabbé, Médecine et chronobiologie, I. les origines de la chronobiologie. L'échec de la médecine occidentale: l'idéologie médicale en question, Ellébore, 2003 :167-170.

14. Middeke M. Schrader J., Nocturmi blood pressure in normotensive subjects and those with white cont.primary and secondary hypertension, BMJ 1994; 308:630-632.

15. Nelson W, Tong YL, Lee J-K, Halberg F. Métodos para a cosinorritmometria. Chronobiologia, 1979;6:305-23.

16. Observatoire Africain de la Sante, lutte contre le Diabète sucre, [em linha], www.aho.afro.who.int/profiles_information/index.php/...Diabetes.../fr, consultado em 12/02/14.

17. Gabinete Regional da OMS para África, Relatório do Diretor Regional, Prevenção e controlo da diabetes: uma estratégia para a Região Africana da OMS, 2007.

18. S. Halimi. The benefits of self-monitoring of blood glucose in the management of insulin-dependent (IDDM) and non-insulin-dependent (NIDDM) diabetics. *Diabetes & Metabolism* 1998, 24, 35-41.

19. Simon C. Brandenberger G., La pulsabilité de l'insulino-sécrétion, Rev Prat(Paris) 1994; 44, 6: 791-94

20. Sokolove PG, Bushell WN. The chi square periodogram: its utility for analysis of circadian rhythms. *J Theor Biol*, 1978; 8: 131-60.

21. Tattersall R. Homme glucose monitoring. *Diabetologia*, 1979, 16: 71-74.

ÍNDICE DE CONTEÚDOS

I.   **Introdução** **5**

II.   **Antecedentes e justificação do estudo** **8**

III.   **Materiais e métodos** **14**

    1.   Enquadramento e tipo de estudo 14

    2.   População do estudo 15

    3.   Amostragem e critérios de inclusão 15

    4.   Procedimento de recolha de dados 15

    5.   Método de medição da glucose no sangue capilar 16

    6.   Método de medição da hemoglobina glicada 17

    7.   Definição operacional das variáveis 20

    8.   Entrada e análise de dados 21

IV.   **Resultados e discussão** **27**

    1.   Resultados globais e descritivos 27

    2.   Interpretação 48

    3.   Discussões 48

V.   **Conclusão e perspectivas** **51**

APENDICE

Formulário de inquérito

Nome próprio e apelido :

Tel:

Idade :

Data	Hora do controlo da glucose no	Glicose no sangue	Dose de insulina

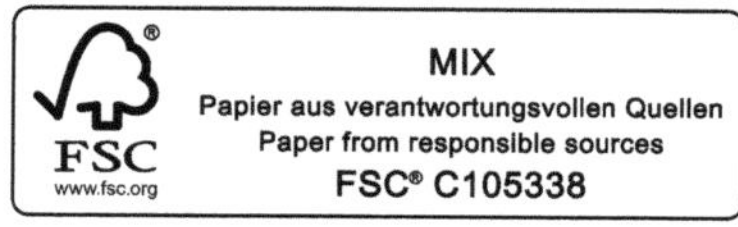

Printed by Books on Demand GmbH, Norderstedt / Germany